AF475848

Te 69 36

4512

MÉMOIRE

SUR LES

BONS EFFETS DES ATTOUCHEMENS

AVEC LA PIERRE INFERNALE,

AIDÉS D'UNE COMPRESSION MÉTHODIQUE, ET DE L'USAGE DES COLLYRES ASTRINGENS,

DANS LE TRAITEMENT DU STAPHYLOME

DE LA CORNÉE TRANSPARENTE.

Par F. DELARUE, du Puy-de-Dôme,

Docteur en Médecine, Professeur de Médecine et de Chirurgie oculaire, Médecin du Bureau de Charité du quatrième Arrondissement, Membre de la Société du Cercle Médical de Paris, etc., etc.

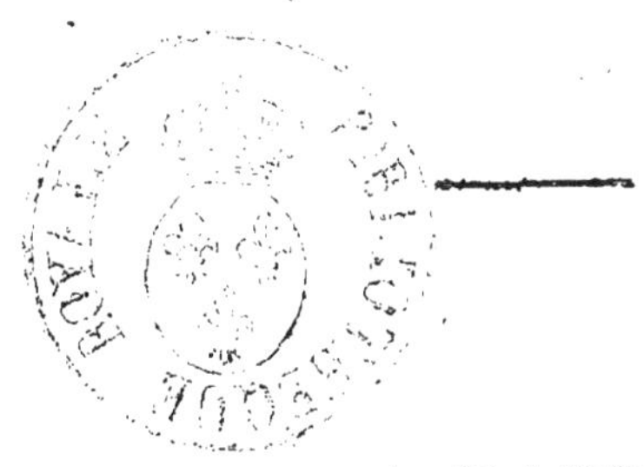

A PARIS,

Chez L'AUTEUR, rue Vivienne, n° 17;
BAILLIÈRE, Libraire, rue de l'École de Médecine, n° 14.

1823.

MÉMOIRE

Sur les bons effets des attouchemens avec la pierre infernale (nitrate d'argent), *aidés d'une compression méthodique et de l'usage des collyres astringens, dans le traitement du Staphylôme de la cornée transparente.*

BIBLIOTHÈQUE IMPÉRIALE

De toutes les maladies de la cornée transparente, aucune ne présente des caractères plus fâcheux que le staphylôme de cette membrane. Cette vérité a été tellement évidente jusqu'à présent, que le plus grand nombre des praticiens s'accordent encore à regarder aujourd'hui cette lésion, lorsqu'elle a déjà parcouru quelques-unes de ses périodes, comme au-dessus des ressources de l'art, ne connaissant d'autres moyens pour éviter, et la difformité, lorsqu'elle est arrivée à un certain degré, et les douleurs que le malade éprouve alors, que de vider le globe de l'œil, afin d'adapter à son moignon un œil artificiel. Cette dernière ressource m'avait paru si peu conforme, dans de certains cas, aux véritables principes d'une saine physiologie, que, sans oser d'abord espérer davantage que les auteurs qui m'ont précédé, je n'en avais pas moins tenté quelques moyens, que le raisonnement, d'accord avec l'observation, m'avaient fait regarder comme utiles. En effet, après avoir renouvelé les expériences du docteur Pellier, en passant un séton à travers les lames boursoufflées de la cornée transparente, les résultats favorables que j'en avais obtenus dans un cas que j'ai consigné dans mon

Cours complet des Maladies des Yeux, page 176, m'encouragèrent bientôt à chercher par de nouvelles expériences si dans tous les degrés du staphylôme ce moyen pouvait présenter des résultats favorables. L'étude plus particulière que j'ai faite de cette maladie, m'a prouvé plus que jamais que tous les moyens indiqués par les différens auteurs étaient presque toujours insuffisans pour atteindre la guérison, et que celui de Pellier, quoique supérieur à tous les autres, était cependant de beaucoup inférieur par ses résultats favorables à l'attouchement réitéré avec la pierre infernale, que le staphylôme fût commençant, ou bien que déjà il eût acquis un certain volume.

Mais avant de prouver par des faits les avantages de ce dernier moyen, je crois utile de développer quelques idées générales sur la véritable nature de cette maladie, parce qu'elles serviront à prouver que le raisonnement est ici tout-à-fait d'accord avec l'expérience.

Quelle que soit la cause qui a produit le staphylôme, toujours est-il vrai que les lames de la cornée sont d'abord boursoufflées et distendues, ce qui fait que dans le principe cette membrane a réellement acquis une plus grande épaisseur, qui est d'autant plus marquée que la cornée affectée appartient à un sujet plus jeune, par la raison qu'à cet âge le tissu de cette membrane est plus abreuvé de liquides, et que ses lames sont plus mollasses que dans un âge plus avancé. Ceci est prouvé par la plus légère inspection anatomique; c'est donc par cette raison que le staphylôme des enfans, par exemple, paraît toujours sous l'aspect d'un boursoufflement de la cornée, ou, si l'on veut, sous la forme d'une véritable végétation de cette membrane, tandis que chez l'adulte, et par suite de l'organisation plus dense de la cornée transparente, la même cause qui avait commencé le boursoufflement, détermine par la suite, et par les seuls progrès de la maladie, l'amincissement de ses lames distendues outre mesure, et l'on conçoit que l'amincissement sera alors d'autant plus marqué que la distension sera plus grande, et que la partie de la cornée affectée sera plus circonscrite.

Que l'on ne vienne pas nous dire qu'il y a ici usure des lames les plus intérieures de cette membrane, comme le prétendent les auteurs. A cela nous aurions à répondre que, s'il y avait réellement usure, cette membrane ne pourrait jamais acquérir le développement de distension que l'on remarque dans certains staphylômes où la cornée présente à l'extérieur une surface cinq à six fois plus étendue que dans l'état sain; car s'il y avait usure de ses lames, il serait impossible physiquement que le staphylôme pût devenir si volumineux. Mais pour se convaincre d'une vérité matériellement vraie, et que nous ne faisons cependant qu'énoncer, il suffit de se rappeler l'organisation anatomique de la cornée transparente, et l'on verra évidemment que les humeurs de l'œil trouvant une résistance moins grande vers la partie boursoufflée, que pressées de toutes parts par une enveloppe moins épaisse, à la vérité, dans tous ses autres points; mais par cela même plus élastique et plus forte, doit naturellement distendre la partie la moins dense, quoique la plus épaisse, et déterminer enfin son amincissement. Mais, je le répète, il n'y a là et il ne peut y avoir d'usure, et c'est encore ce qui explique les avantages de notre nouvelle méthode de combattre les staphylômes, parce qu'elle est conforme aux principes de la plus saine physiologie, et parce qu'enfin on ne fait que redonner à la cornée sa vitalité primitive, et ramener par-là sa contractilité, sa densité et sa transparence.

D'après nos idées sur le développement du staphylôme de la cornée transparente, il est donc démontré pour nous que les mêmes causes qui concourent à produire, dans cette maladie, le boursoufflement général de cette membrane chez l'enfant, ne produisent d'abord qu'un boursoufflement partiel chez l'adulte, et par suite la distension de la partie primitivement affectée avec amincissement de ses lames, et non de leur usure. Nous ajouteron que dans le cas où le staphylôme vient à se rompre il est toujours précédé par un état inflammatoire qui devient alors pour la cornée ce qu'est pour la peau un abcès dans le tissu cellulaire sous-cutané ; car sans cela, en supposant qu'il y eût usure, la rupture aurait lieu sans douleurs et sans inflammation, et dès lors on ne pourrait pas non plus concevoir une distension si considérable, comme on l'observe dans un si grand nombre de cas.

En récapitulant tout ce qui a été dit et écrit au sujet du staphylôme, nous y voyons tant d'incertitude et d'incohérence sur les moyens curatifs ou palliatifs qui ont été tour-à-tour proposés, que nous devons cesser dès-lors de nous étonner que presque tous nos auteurs se soient accordés à regarder cette maladie comme incurable par sa nature.

Toutefois, je ne dois pas confondre Ricther avec les auteurs dont nous parlons; il faut être vrai, et convenir qu'il avait proposé avant nous le principal moyen pour combattre le staphylôme; mais nous devons dire aussi, que les succès n'ont pas répondu à l'attente de cet auteur, par l'insuffisance même des moyens qu'il avait conseillés : et c'est cette insuffisance (nous en avons aujourd'hui acquis la conviction par notre expérience) qui a dû faire dire au docteur Scarpa que la cautérisation proposée par Ricther, dans le staphylôme, ne lui avait jamais réussi, et qu'il la regardait comme plus nuisible qu'utile. Mais si l'on fait attention que Ricther n'a pas dit un mot de la manière de panser l'œil affecté de staphylôme et soumis à la cautérisation, et s'il est démontré, cependant, que cette manière est nécessaire, et qu'elle influe puissamment sur la guérison, dès-lors le problème énoncé par Ricther n'offre plus de difficultés à résoudre, et la question reste décidée. Et en effet, dans toutes les observations qui font la base de ce Mémoire, j'ai toujours remarqué, comme un fait constant, que toutes les fois que j'avais négligé de faire coïncider la compression méthodique et l'usage des collyres astringens aux attouchemens avec le nitrate d'argent, ce qui, soit dit en passant, est loin d'une véritable cautérisation, à chaque pas, dis-je, les progrès vers la guérison en ont été suspendus ; j'ai même remarqué que l'œil devenait douloureux et s'enflammait, ce qui n'arrive jamais dans le cas contraire. Je suis donc en droit de conclure, par la seule exposition de ces faits, que la cautérisation pure et simple, proposée par Ricther, ne peut produire à elle seule aucun effet favorable dans le traitement du staphylôme; d'où il reste également démontré que la méthode que je propose aujourd'hui m'appartient exclusivement.

Mais comme cette vérité sera mieux prouvée par les observations qui font le sujet de ce Mémoire, qu'elle ne le serait par l'étalage du raisonnement et des citations, c'est donc à elles seules que je dois renvoyer pour faire apprécier à leur juste valeur les moyens que j'ai employés pour guérir le staphylôme.

Quoique la première observation que j'ai recueillie ait été publiée dans le premier numéro des *Annales du Cercle médical*, de 1822, je crois cependant devoir la rapporter ici, parce qu'elle servira à prouver que bien que quelques-unes des lames de la cornée aient été primitivement déchirées par une autre maladie, l'usage de nos moyens n'en a pas moins procuré une guérison complète.

BIBLIOTHÈQUE NATIONALE R.F. IMPRIMÉS

Première observation.

La petite fille de M. Bonard, ancien officier de cavalerie, âgée de dix ans, d'un tempérament lymphatique, ayant depuis long-temps des tumeurs scrophuleuses en suppuration, éprouva, il y a quelques mois, une ophthalmie assez violente, qui fut bientôt suivie d'une petite tache blanchâtre à la cornée. Le médecin ordinaire de la malade dirigeait ses soins, avec raison, vers l'affection scrophuleuse, et se contentait de faire baigner l'œil avec une solution d'acétate de plomb.

Pendant les premiers jours la maladie de l'œil ne parut pas faire des progrès rapides. M. Demours, consulté alors, jugea que l'on devait continuer les mêmes moyens. Quelques jours après, l'abcès de la cornée s'étant ouvert en dehors, les lames internes de cette membrane ne tardèrent pas à être poussées en avant, et en moins de vingt jours, époque où la petite fille me fut amenée, la tumeur avait déjà acquis le volume, la couleur et la forme d'un grain de raisin noir. L'enfant ne souffrait que très-peu de la présence de la lumière, et l'on se contentait de lui couvrir la vue par un abat-jour vert. Le reste de la cornée était presque dans un état naturel; la sclérotique était un peu injectée généralement, mais beaucoup plus vers la partie de la circonférence la plus rapprochée de la tumeur dont je viens de parler; tumeur qui occupait la partie inférieure et extérieure de la cornée de l'œil gauche. Les humeurs de l'œil chassées en avant dans le sac de la cornée amincie, avaient donné la même impulsion à l'iris, ce qui occasionait une irrégularité très-marquée dans la forme ordinaire de la pupille.

Éclairé par les symptômes qui avaient précédé le développement de cette tumeur, bien qu'elle fût volumineuse, je ne désespérai pas cependant d'en obtenir la résolution, et j'y suis parvenu en vingt jours de temps, en la touchant légèrement tous les trois à quatre jours avec la pierre infernale (nitrate d'argent), et en faisant baigner l'œil deux fois le jour avec un collyre fortement astringent, préparé avec une solution de sulfate de zinc dans les eaux de roses et de fenouil. Ce collyre fut remplacé vers les derniers jours par une décoction de demi-once de noix de galle dans deux verres d'eau. Mais jugeant que l'on pourrait puissamment contribuer à la rentrée des humeurs de l'œil chassées dans la cavité de la tumeur, j'ai eu soin, pendant tout le temps que je viens d'indiquer, de maintenir les paupières rapprochées l'une de l'autre par le moyen d'une compresse et d'un bandeau. Le 28 juillet dernier, vingt-quatrième jour de mes soins, le staphylôme avait disparu; seulement de petites lignes blanchâtres, en forme de cicatrice, couvraient la place qu'il occupait; la pupille avait repris sa forme ordinaire, et l'injection des vaisseaux de la sclérotique n'existait plus. Par précaution l'usage de collyres, ainsi que d'un abat-jour, furent continués pendant une vingtaine de jours. J'ai revu depuis lors la demoiselle Bonard, elle était parfaitement guérie.

Deuxième observation.

Un enfant, nommé Lefèvre, âgé de douze à treize ans, dont le père est aveugle à l'hospice royal des Quinze-Vingts, me fut amené, au printemps de 1821, à la suite de maux d'yeux très-considérables.

Il portait alors un staphylôme sur la cornée de l'œil gauche, qui occupait près des trois quarts de sa face intérieure, et si proéminent qu'il empêchait les paupières de se réunir; il avait, en outre, un albugo sur celle de l'œil droit, qui la couvrait presqu'entièrement. Dans cet état, ce pauvre petit malheureux ne voyait pas même assez pour se conduire.

Comme cet enfant me parut éminemment scrophuleux, je pensai que le boursoufflement des deux cornées, quoique caractérisant deux maladies de noms différens, tenait cependant de la même cause, et qu'elles pourraient céder au même mode de traitement.

Je conseillai à l'intérieur l'usage des anti-scrophuleux; de légers attouchemens avec la pierre infernale furent pratiqués sur les deux cornées malades, seulement dans les points les plus déclives de la circonférence des parties affectées. Les yeux furent maintenus fermés par de légères compresses et un bandeau, et baignés soir et matin avec des collyres astringens: au bout d'un mois le staphylôme de la cornée gauche ne dépassait plus le plan ordinaire de cette membrane, et sa base était tellement diminuée qu'elle n'occupait plus que le quart de sa surface. L'albugo de l'œil droit avait aussi beaucoup diminué et le malade voyait parfaitement. Les mêmes moyens furent encore continués pendant trois autres mois, après quoi les bandeaux et les compresses furent enlevés. Les deux cornées parfaitement libres alors dans les sept huitièmes de leur surface ne présentaient plus, l'une et l'autre, qu'une cicatrice d'une ligne de diamètre, et placées de manière à ne pas nuire à la vision. J'ai revu depuis lors le jeune Lefèvre, qui est aujourd'hui enfant de chœur à l'église de l'hospice, sa santé paraît bonne, et les deux taches dont on vient de parler semblent même avoir un peu diminué.

Je ne dois pas omettre non plus de faire observer, que pendant tout le temps qu'a duré ce traitement, j'ai voulu, à plusieurs reprises, m'assurer si les attouchemens avec la pierre infernale suffiraient seuls pour amener la guérison, et que pour cela j'ai fait suspendre de temps en temps la compression méthodique que je conseille en pareil cas. Et toujours j'ai observé que pendant tout ce temps la maladie ne faisait non-seulement aucuns progrès vers la guérison, tandis qu'au contraire l'œil s'enflammait davantage. J'ai également éprouvé que l'interruption des collyres astringens nuisait aussi à la guérison, mais moins cependant que la suppression des compresses sur l'œil.

Troisième observation.

Mademoiselle Descarts, fille d'un médecin de ce nom, âgée de vingt-cinq ans, me fut adressée au commencement de février 1822 : elle avait une saillie considérable sur la cornée de l'œil gauche, et ne voyait nullement de ce côté ; de plus elle portait une taie ou cicatrice sur la cornée droite, mais qui n'obstruait qu'une faible partie de la pupille.

Du reste, mademoiselle Descarts paraissait jouir d'une bonne santé.

Pénétré, comme je le suis, que la plus grande partie des engorgemens de la cornée transparente ne sont le plus souvent qu'une aberration atonique dans sa sensibilité nutritive, je ne balançai pas à conseiller les attouchemens avec le nitrate d'argent.

Les parens et la malade ayant bien voulu s'en rapporter entièrement à moi, je commençai à toucher avec la pierre infernale la partie la plus déclive de la tumeur, et tous les deux à trois jours, selon l'état de sensibilité de l'œil, je réitérai ces attouchemens ; je fis, en outre, baigner l'œil, soir et matin, avec un collyre fortement astringent, préparé tantôt avec la décoction de noix de galle, tantôt avec les eaux de roses et de plantain ; dans chaque once je faisais dissoudre de deux à trois grains de sulfate de zinc, d'alumine, de cuivre, etc., en y ajoutant quelquefois même quelques grains d'extrait gommeux d'opium, lorsque la sensibilité de l'œil me paraissait trop exaltée.

Au bout de dix jours la malade, qui auparavant pouvait à peine distinguer la lumière de l'obscurité de l'œil atteint de staphylôme, commençait déjà à apercevoir les couleurs des corps, la tache et le gonflement de la cornée avaient également diminué considérablement. Les progrès en mieux furent un peu plus lents dans la suite; mais au bout de deux mois mademoiselle Descarts, qui, jusque-là, avait gardé un bandeau et une compresse sur cet œil, put les retirer sans inconvéniens. Elle y voyait alors passablement bien, le staphylôme était réduit à une petite tache blanchâtre qui ne gênait que très peu le passage des rayons lumineux. Au bout de quelques jours elle repartit pour la campagne, où elle habite ordinairement.

Tout porte à croire que la maladie n'a pas eu de récidives.

Quatrième observation.

Une petite fille, de parens extrêmement pauvres, âgée de cinq à six ans, me fut amenée au mois d'août dernier; elle avait un staphylôme à l'œil droit, déjà si considérable, qu'il obstruait presque entièrement la vision de ce côté. Il était, du reste, très-proéminent et de couleur blanc de perle. L'enfant, très-indocile, ne se soumit qu'avec beaucoup de peine aux attouchemens avec la pierre infernale; cependant en y mettant beaucoup de patience et en y apportant beaucoup de précautions, je parvenais à-peu-près à les pratiquer selon mes désirs.

Aussi bien que possible, les parens faisaient suivre à la jeune malade, qui était, en outre, scrophuleuse, le traitement et le régime que j'avais conseillés, et avaient soin de lui faire baigner l'œil avec une solution de douze grains de sulfate de zinc dans six onces d'eau, et enfin, de le tenir abrité du contact de l'air, en le recouvrant d'une compresse et d'un bandeau. Ces moyens, continués avec persévérance pendant trois mois, quoiqu'imparfaitemen exécutés, avaient cependant réduit le staphylôme à une simple tache qui occupait la partie interne et supérieure de la réunion de la cornée avec la sclérotique, au moment où cet enfant a cessé de venir à mes pansemens.

Si les faits sont seuls concluans en médecine, et si devant eux viennent se briser toutes les hypothèses inventées par l'esprit humain, à plus forte raison lorsque ces mêmes faits sont conformes aux principes de la plus saine physiologie, deviennent-ils par-là moins incontestables, et doivent-ils alors être accueillis par tous les bons esprits.

Cependant, quoique je sois loin d'attendre que toute espèce de staphylôme doive céder au nouveau traitement que je propose pour combattre cette maladie, il n'en est pas moins démontré, pour moi, que tous ceux qui sont récents et même ceux qui sont anciens, lorsqu'ils n'ont aucun caractère cancéreux, peuvent toujours être combattus avec avantage par les moyens qui m'ont réussi. Et en effet, puisque le staphylôme est, dans l'enfance, le résultat du boursoufflement de la cornée, et que chez l'adulte il est encore occasioné par le ramollissement de cette membrane, ramollissement qui permet l'extension outre mesure de ses lames, ne reste-t-il pas évident que les moyens qui tendent, d'une part, à donner une action nouvelle aux vaisseaux absorbans qui composent cette tunique, qui donnent du ton aux fibres relâchées, et procurent, en même temps, un exutoire assez rapproché pour favoriser le dégorgement de cette lymphe stagnante qui occassione à elle seule le vice de transparence, doivent être nécessairement suivis d'un résultat favorable.

Et bien, c'est encore ici ce résultat indiqué par le raisonnement que viennent de confirmer les observations insérées dans ce Mémoire.

Mais il est vrai de convenir aussi que le traitement que j'indique pour attaquer le staphylôme de la cornée transparente, ne dégage pas toujours entièrement cette membrane, puisque dans trois des observations que j'ai rapportées, il est resté une cicatrice circonscrite, à la vérité, mais qui n'en est pas moins une cicatrice, un vice de transparence et une difformité en même temps. Mais je le demande, lors même que la cure du staphylôme serait toujours suivie de ce même résultat, serait-il à comparer avec la triste ressource de vider l'œil? Non sans doute, et tous les praticiens conviendront qu'il vaut infiniment mieux porter une tache sur la cornée, et conserver tout ou partie de la vision, que de remplacer le globe par un œil artificiel.

BIBLIOTHÈQUE ROYALE

FIN.

IMPRIMERIE DE GUEFFIER, RUE GUÉNÉGAUD, N° 31.

www.ingramcontent.com/pod-product-compliance
Ingram Content Group UK Ltd.
Pitfield, Milton Keynes, MK11 3LW, UK
UKHW020502220726
13923UKWH00006B/2716

9 782019 243814